Joaquín Bustillos
Jorge Mora
Sergio Vega

Propuesta para creación de unidad de medicina fetal en América Latina

Joaquín Bustillos
Jorge Mora
Sergio Vega

Propuesta para creación de unidad de medicina fetal en América Latina

Una propuesta innovadora del servicio de obstetricia del Hospital San Juan de Dios en San José de Costa Rica

Editorial Académica Española

Imprint

Any brand names and product names mentioned in this book are subject to trademark, brand or patent protection and are trademarks or registered trademarks of their respective holders. The use of brand names, product names, common names, trade names, product descriptions etc. even without a particular marking in this work is in no way to be construed to mean that such names may be regarded as unrestricted in respect of trademark and brand protection legislation and could thus be used by anyone.

Cover image: www.ingimage.com

Publisher:
Editorial Académica Española
is a trademark of
Dodo Books Indian Ocean Ltd. and OmniScriptum S.R.L publishing group

120 High Road, East Finchley, London, N2 9ED, United Kingdom
Str. Armeneasca 28/1, office 1, Chisinau MD-2012, Republic of Moldova, Europe
Managing Directors: Ieva Konstantinova, Victoria Ursu
info@omniscriptum.com

Printed at: see last page
ISBN: 978-3-639-78236-3

COLABORADORES

Dr. Alcides Fernández Vargas

Dr. Andrés Zamora Leiva

Dra. Carolina Segura Mora

Dra. Erzulie Aimé Gamboa

Dr. Eugenio Calderón Solano

Dra. Graciela Robles Mora

Dra. Mercedes Herce Baranovich

Dr. Pablo Parra Ramírez

Dr. Valery Latichev Laticheva

Dra. Verónica Saborío López

Agradecimientos

A mis jefes, amigos respetables e impulsores desde un inicio de mi vida
profesional

A mis compañeros de maestría, apoyo invaluable y estímulo incondicional en cada
momento

A mis compañeros de trabajo, ejemplo de superación y compromiso personal en el
día a día

A todos los colaboradores en esta travesía, cuya ayuda y desempeño permiten
culminar este trabajo

Y finalmente, a mi Director de Tesis, guía y estímulo en este proceso intelectual
clave en mi carrera

Dedicatorias

A mis hijos, el tesoro más preciado que tengo y quienes son mis más grandes maestros

A mi esposa, cuya fuerza y compañía es lo que ha hecho posible todo este esfuerzo

A mis padres, quienes me enseñaron el valor de la perseverancia y a seguir adelante ante las adversidades

A mis hermanos, cuya ayuda constante y solidaridad alejan el vacío de las rivalidades

Y finalmente, a todos mis maestros en este viaje, quienes me llevaron apasionadamente a buscar siempre la verdad y la justicia en todo

Resumen Ejecutivo

De 1 a 2 de cada 100 fetos presentará algún tipo de problema durante su vida en el útero materno. Muchos de estos problemas son leves pero, lamentablemente otros son graves y pueden comprometer la supervivencia fetal o la calidad de vida después del nacimiento. El beneficio del diagnóstico prenatal en la detección de los problemas fetales es actualmente indudable, sea cual sea la gravedad de éstos. Un manejo adecuado a cada caso de acuerdo con el conocimiento más actualizado permite mejorar notablemente los resultados para una amplia gama de enfermedades fetales leves o graves. Por otra parte, para algunas enfermedades existen intervenciones prenatales que pueden salvar la vida del feto o mejorar su futura calidad de vida notablemente. En casos para los que no existe tratamiento, también es esencial realizar un diagnóstico preciso de las causas del problema, que será esencial para planificar futuros embarazos.

Hace 30 años el feto prácticamente no existía en medicina. La introducción del ultrasonido y la visualización del feto durante el embarazo a finales de los 70 supuso una verdadera revolución a dos niveles. A nivel médico permitió diagnosticar en vida fetal problemas que sólo se conocían en el recién nacido, y a nivel de los progenitores permitió un reconocimiento del feto como persona. La combinación de estos dos factores resultó en un nuevo concepto del feto como paciente, y con él nació lo que conocemos hoy en día como Medicina Fetal, derivada de la Subespecialidad en Medicina Materno Fetal, que a su vez es rama de Especialidad en Ginecología y Obstetricia.

Rápidamente se hizo evidente que algunos de estos problemas podrían ser tratados en el útero. A la capacidad de tratar al feto se la denominó terapia fetal, y el concepto de tratar al feto pasó en poco tiempo a formar parte indisoluble de la propia Medicina Fetal.

El objetivo general del presente proyecto es servir de complemento a la atención prenatal, que es de interés pública, debido a su importancia sobre la morbimortalidad infantil y de esta forma, incidir positivamente sobre la salud futura de la población general.

En un primer paso, se propondrá un estudio de prefactibilidad para la creación de una Unidad de Medicina Fetal en el Hospital San Juan de Dios como propuesta de innovación de la Medicina Materno Fetal en Costa Rica, bajo la orientación y dirección del Instituto Centramericao de Administración Pública (ICAP).

La importancia de complementar a la atención prenatal con elementos necesarios para la evaluación fetal converge en las siguientes estrategias optimizadas:

- Definición de protocolos de manejo según patología.
- Educación a médicos generales y especialistas.
- Participación en reuniones y actividades de educación médica continua.
- Difusión a redes de apoyo y de adscripción de los hospitales.
- Promoción en redes sociales y medios de comunicación masiva.
- Publicación de casos índice de terapéutica fetal.
- Docencia especializada a grupos específicos de médicos.

Se hace imprescindible así una serie de elementos que propicien un cambio positivo en nuestro entorno para que con ello se implemente la creación de una Unidad de Medicina Fetal como propuesta de innovación:

- Recursos Humanos: personal sanitario y de apoyo necesarios para hacer un adecuado seguimiento a la embarazada y a su hijo(s) y registrar apropiadamente los datos obtenidos.
- Recursos Económicos: tanto para la atención inmediata como para la sostenibilidad del modelo propuesto se requiere de un flujo constante de activos de orden público y/o privado.

- Recursos Tecnológicos: es indispensable la adquisición de sistemas informáticos así como de computadoras en red en los sitios de mayor afluencia de pacientes de riesgo.

Las principales observaciones del estudio de prefactibilidad fueron las siguientes:

- La valoración y percepción del feto como una persona hace que los padres con un problema fetal esperen una atención como la que se haría con un adulto, con un especialista que conozca este tipo de problemas y que los guíe a través de los diferentes pasos necesarios.
- Para dar respuesta a esta necesidad, deberían existir centros de referencia con unidades o áreas de medicina fetal, que cuenten con la experiencia y la estructura adecuada.
- Es fundamental garantizar de esta forma la atención integral y el apoyo a los progenitores a través de un personal sanitario formado para tal efecto.
- Además, es esencial individualizar cada problema fetal para establecer de forma precisa el pronóstico y el tratamiento más adecuados.
- Lo anterior ha llevado inevitablemente a un cambio de filosofía en el manejo del embarazo, y a medida que se conocen más los mecanismos y procesos implicados en una gestación normal como anormal, se hace necesario de medidas que optimicen y reevalúen esta atención y permitan también el registro de sucesos y variables con miras a la asistencia, docencia, investigación y gestión de mejoras para esta población.
- Se propone por ende un esquema distinto en atención en salud que versa sobre la vigilancia prenatal como predictor de salud futura y además se introduce el concepto de la "ventana de oportunidad" durante el embarazo.
- El aporte así del proyecto en el bienestar económico social costarricense es la mejora en la salud de nuestros niños con la disminución en las secuelas sobre la capacidad neurológica y cardiovascular entre las más relevantes.

Glosario

Obstetricia, especialidad médica que trata del estudio de todo lo referente al embarazo en el ser humano.

Medicina Materno Fetal, subespecialidad de la Obstetricia que estudia el embarazo de alto riesgo.

Medicina Fetal, rama de la Medicina Materno Fetal especializada en el diagnóstico y tratamiento del feto como paciente.

Preeclampsia, trastorno hipertensivo asociado al embarazo, parto y posparto.

Prematuridad, referente al nacimiento antes de la madurez estructural y funcional de un feto.

Protocolo, conjunto de procedimientos médicos estandarizados ante una determinada situación de salud común.

Fisiopatología, estudio de los mecanismos de producción de las enfermedades en el ser humano.

Ecografía, procedimiento de diagnóstico médico que emplea las ondas de ultrasonido para crear imágenes en un monitor.

Eco-Doppler, variedad de la ecografía tradicional que aprovecha dicho efecto para visualizar gráficamente la velocidad de la sangre.

Binomio, colaboración simbiótica entre dos seres vivos bajo ciertas circunstancias y en un momento determinado.

Tabla de Contenido

Lista de Figuras, Cuadros, Gráficos, Imágenes, Diagramas, Tablas, Matrices

Lista de Abreviaturas

HSJD, Hospital San Juan de Dios

CCSS, Caja Costarricense del Seguro Social

USA, Estados Unidos de América

INEC, Instituto Nacional de Estadística y Censos

UMF, Unidad de Medicina Fetal

INTRODUCCIÓN

La Medicina Fetal nace como rama nueva en la medicina hace aproximadamente unos 30 años con los primeros intentos en San Francisco-Estados Unidos de América por cirujanos pediatras por tratar quirúrgicamente ciertas patologías fetales como tumores mediastínicos y casos de hernia diafragmática congénita en este grupo especial de pacientes. Sin embargo, los primeros intentos de cirugías abiertas en el vientre de la madre tuvieron muy malos resultados obstétricos debido a la alta tasa de partos pretérmino. No fue si no hasta inicios del milenio que con la introducción de la endoscopía fetal estos malos resultados disminuyeron y mejoró el pronóstico de estas patologías al perfeccionarse las técnicas quirúrgicas utilizadas. Además, se amplió en esta misma época el concepto de tratar sólo ciertas patologías fetales quirúrgicas y se exploró por primera vez la posibilidad de tratar al feto como un paciente más, con todo lo que implicaba en este sentido el enfoque integral del feto como un ente indiscutiblemente unido a su madre y su potencial de ser influenciado.

Es así como a partir de la que en un inicio se llamó la Perinatología (estudio del embarazo de alto riesgo) y hoy se conoce como Medicina Materno Fetal (como un enfoque más integral al binomio madre-feto), se desprende la Medicina Fetal como rama de esta última y siempre todas a partir de la Obstetricia como base.

En Costa Rica la Medicina Fetal es un campo completamente nuevo de la Medicina siendo ésta la primera iniciativa para su desarrollo a nivel de la Región Centroamericana. Por lo tanto, éste es un proyecto pionero con una iniciativa tendiente a informar y a desarrollar esta nueva rama científica.

Con la capacitación formal de unos pocos profesionales en la materia, y fuera de nuestras fronteras recientemente, se conoce y se interesa en impulsar esta disciplina en la región, como modelo en un inicio para el desarrollo oportuno en los respectivos países centroamericanos.

Actualmente, se carece de información oportuna y confiable para conocer la factibilidad de crear una Unidad de Medicina Fetal en el país, por lo cual el presente estudio pretende colaborar con ello.

En un primer paso, se planteará un estudio de prefactibilidad acerca de la creación de una Unidad de Medicina Fetal en un hospital del sistema de salud costarricense, entendiéndose por estudio de prefactibilidad como un estudio de viabilidad del proyecto.

El objetivo principal es realizar un estudio de proyecto a nivel de prefactibilidad para la creación de un centro de medicina fetal que complemente la actual atención prenatal, de interés pública, debido a su importancia sobre la morbimortalidad infantil y de esta forma, incidir positivamente sobre la salud futura de la población general.

La estrategia de investigación consistirá en la revisión documental de las Normas de Atención Prenatal de la CCSS, de los registros de Morbimortalidad Perinatal del HSJD, de los protocolos de manejo nacionales e internacionales de Patología Fetal y de la revisión de campo del manejo interinstitucional del Feto Paciente en la actualidad.

CAPITULO I
MARCO METODOLOGICO

CAPITULO I

1. Marco Metodológico[1-4]

1.1. Antecedentes

Uno de cada diez fetos presentará algún tipo de problema durante su vida en el útero materno. Muchos de estos problemas son leves pero, lamentablemente otros son graves y pueden comprometer la supervivencia fetal o la calidad de vida después del nacimiento. El beneficio del diagnóstico prenatal en la detección de los problemas fetales es actualmente indudable, sea cual sea la gravedad de éstos. Un manejo adecuado a cada caso de acuerdo con el conocimiento más actualizado permite mejorar notablemente los resultados para una amplia gama de enfermedades fetales leves o graves. Por otra parte, para algunas enfermedades existen intervenciones prenatales que pueden salvar la vida del feto o mejorar su futura calidad de vida notablemente. En casos para los que no existe tratamiento, también es esencial realizar un diagnóstico preciso de las causas del problema, que será esencial para planificar futuros embarazos.

Hace 30 años el feto prácticamente no existía en medicina. La introducción del ultrasonido y la visualización del feto durante el embarazo a finales de los 70 supuso una verdadera revolución a dos niveles. A nivel médico permitió diagnosticar en vida fetal problemas que sólo se conocían en el recién nacido, y a nivel de los progenitores permitió un reconocimiento del feto como persona. La combinación de estos dos factores resultó en un nuevo concepto del feto como paciente, y con él nació lo que conocemos hoy en día como Medicina Fetal, derivada de la Subespecialidad en Medicina Materno Fetal, que a su vez es rama de Especialidad en Ginecología y Obstetricia. Rápidamente se hizo evidente que algunos de estos problemas podrían ser tratados en el útero. A la capacidad de tratar al feto se la denominó terapia fetal, y el concepto de tratar al feto pasó en poco tiempo a formar parte indisoluble de la propia Medicina Fetal.

La Medicina Fetal actual es un campo de enormes dimensiones y con un crecimiento muy rápido. El continuo desarrollo del ultrasonido permite visualizar detalles cada vez más pequeños del feto o estudiar aspectos cada vez más complejos, como por ejemplo la función cardiaca fetal. Los tratamientos fetales son cada vez más sofisticados y el ejemplo más altamente desarrollado es la cirugía fetal, que se realiza en un pequeño número de hospitales en Europa y USA y, ahora, en Costa Rica. La Medicina Fetal también ha permitido revolucionar el manejo de problemas clásicos de la Obstetricia, como los relacionados con el crecimiento fetal o la prematuridad.

En la actualidad, la necesidad de disponer de Unidades de Medicina Fetal de calidad es ya una demanda social. La valoración y percepción del feto como una persona hace que los padres con un problema fetal esperen una atención como la que se haría con un adulto, con un especialista que conozca este tipo de problemas y que los guíe a través de los diferentes pasos necesarios. Este objetivo no siempre es fácil, ya que la Medicina Fetal requiere en ocasiones de alta tecnología y por otra parte se trata de enfermedades muy poco comunes en algunos casos. Para dar respuesta a esta necesidad deberían existir centros de referencia con unidades o áreas de medicina fetal, que cuenten con la experiencia y la estructura adecuada.

La atención a un problema fetal en una unidad de referencia debería perseguir dos grandes objetivos. En primer lugar, al igual que en cualquier otra especialidad médica, no existen enfermedades sino personas enfermas. Por tanto, es esencial individualizar cada problema fetal para establecer de forma precisa el pronóstico y tratamiento más adecuados. Para ello es necesario combinar la experiencia con el conocimiento de la investigación más novedosa, para aprovechar al máximo la capacidad tecnológica médica actual, y también disponer de profesionales supraespecializados en los diferentes sistemas fetales (neurológico o cardiaco por ejemplo). En segundo lugar, es fundamental garantizar la atención integral y apoyo a los progenitores a través de un personal sanitario formado para tal efecto. El trato personal y la información adecuadas son una parte fundamental para los progenitores con un problema fetal, en ocasiones la más importante. Conseguir este objetivo no es fácil y garantizar su máxima calidad es parte esencial de la Medicina Fetal.

En los próximos años la demanda de medicina y terapia fetal de calidad no dejará de incrementarse, debido en gran parte al crecimiento de los tres factores que en su momento la hicieron surgir: (1) El aumento de la capacidad diagnóstica y terapéutica, (2) la percepción del feto como persona, ayudada por técnicas de imagen cada vez más precisas, y (3) el incremento del nivel de conocimiento y exigencia de calidad por parte del usuario, gracias a la información global y al aumento del nivel cultural del medio. El desarrollo de las técnicas de imagen y de la medicina molecular permitirá diagnósticos y seguramente tratamientos que en este momento ni siquiera imaginamos. Hoy por hoy nos encontramos en un punto seguramente todavía intermedio desde que empezó esta supraespecialidad, pero que ya nos permite ofrecer a muchos padres información y asesoramiento muy precisos sobre problemas fetales, y en algunos casos ofrecer una esperanza a problemas graves mediante tratamientos fetales, que en los últimos 20 años han permitido salvar la vida de miles de fetos, que consiguieron nacer y que ahora son niños.

SITUACION LOCAL

La situación organizacional en Costa Rica se centra en la atención universalizada de la embarazada con derivación a *Centros de Segundo y Tercer Nivel* básicamente en dos tipos de consultas, una que actúa como receptora de las pacientes vistas en determinada región referidas a una consulta de alto riesgo si procede (población de riesgo moderado atendida por *Médico Obstetra General*), y la otra consulta, más especializada, que involucra toda la patología de alto riesgo y atendida por un médico obstetra con subespecialización en *Medicina Materno Fetal*. La simplicidad en teoría del presente modelo hace factible un flujo unidireccional de pacientes, con la ventaja de acceder de una consulta a otra dependiendo de los hallazgos y evolución clínica de cada caso en particular, y minimizando los esfuerzos y el costo de la atención.

1.2. Definición del Problema

El feto es un ser vivo con necesidades propias y cuyo proceso de gestación puede ser influenciado por diferentes factores, tanto internos como externos, resultando en efectos positivos como negativos que repercutirán en su desarrollo y maduración, no sólo durante el embarazo sino durante toda la vida de ese individuo y predeterminando así, su propensión a enfermarse o a desarrollarse plenamente. En Costa Rica actualmente, se carece de información oportuna y confiable para conocer la factibilidad de crear una Unidad de Medicina Fetal.

1.3. Objeto de Estudio

El objeto del estudio es reducir el impacto de los efectos negativos de factores internos como externos sobre el ser humano durante su gestación.

1.4. Justificación

La importancia del proyecto radica en complementar la atención prenatal con elementos necesarios para la evaluación fetal y que convergen en las siguientes estrategias optimizadas:

- Definición de protocolos de manejo según patología.
- Educación a médicos generales y especialistas.
- Participación en reuniones y actividades de educación médica continua.
- Difusión a redes de apoyo y de adscripción de los hospitales.
- Promoción en redes sociales y medios de comunicación masiva.
- Publicación de casos índice de terapéutica fetal.
- Docencia especializada a grupos específicos de médicos.

1.5. Objetivos

1.5.1. Objetivo General

Realizar un estudio de proyecto a nivel de prefactibilidad para la creación de un centro de medicina fetal que complemente la actual atención prenatal, de interés pública y privada, debido a su importancia sobre la morbimortalidad infantil y de esta forma, incidir positivamente sobre la salud futura de la población general.

1.5.2. Objetivos Específicos

1. Evaluar la atención prenatal en los diferentes niveles de atención en salud que se brinda en el país para así poder integrar a la misma un manejo completo del feto como paciente.

2. Realizar un estudio de demanda social para poder cuantificar la problemática de las necesidades.

3. Elaborar el estudio técnico del centro de medicina fetal que permita configurar la capacidad técnica necesaria para su implementación

4. Realizar un estudio financiero y social que permita conocer la factibilidad real del centro.

5. Proponer un plan complementario nacional de manejo de la patología fetal fortaleciendo el control prenatal actual.

1.6. Operacionalización de los Objetivos (Anexo Nº1)

1. Evaluar la atención prenatal en los diferentes niveles de atención en salud que se brinda en el país para así poder integrar a la misma un manejo completo del feto como paciente.
   1.a. Evaluación de normas de atención prenatal nacionales.
   1.b. Definición de protocolos de manejo según patología.
   1.c. Educación a médicos generales y especialistas.

1.d. Difusión a redes de apoyo y de adscripción del Hospital.

1.e. Participación en actividades de educación médica continua.

2. Analizar las principales causas de morbimortalidad fetal que afectan a corto, mediano o a largo plazo la salud de ese nueve ser.

   2.a. Análisis de las causas de óbitos fetales en un centro de salud de tercer nivel.

   2.b. Revisión de las principales malformaciones fetales que se presentan en ese centro.

   2.c. Estudio de las anomalías genéticas de mayor frecuencia en un hospital de referencia.

   2.d. Investigar la patología neonatal más prevalente en una Unidad de Cuidados Neonatales de un hospital central.

   2.e. Corroborar la patología quirúrgica derivada al Hospital Nacional de Niños del hospital de referencia.

3. Diseñar un proyecto tendiente a la creación de un Centro de Terapia Fetal que involucre cuando se requiera la promoción, prevención, tratamiento y seguimiento de la salud del niño no nacido.

   3.a. Creación de la Unidad Nacional de Medicina Fetal.

   3.b. Captación y derivación de la embarazada de alto riesgo por nivel primario y secundario.

   3.c. Tamizaje ecográfico en primer y/o segundo trimestre de embarazo para definir riesgo.

   3.d. Control y seguimiento especializado de cada caso en particular.

   3.e. Asesoramiento post embarazo reproductivo y de futuros riesgos.

4. Elaborar un plan complementario nacional de manejo de la patología fetal durante la gestación.

   4.a. Abordaje integral multidisciplinario y multinodal.

   4.b. Resolución de la patología fetal específica.

4.c. Docencia especializada a grupos médicos.

4.d. Contrareferencia de abordaje especializado y plan de seguimiento.

4.e. Promoción en redes sociales y medios masivos.

5. Resolver problemas fetales médicos y quirúrgicos a nivel intrauterino ayudado de la captación temprana y oportuna por el primer nivel.

   5.a. Entrenamiento médico dirigido a nivel nacional e internacional.

   5.b. Capacitación a personal de apoyo en abordaje fetal.

   5.c. Publicación de casos índice de terapia especial.

   5.d. Alianza con centros internacionales para investigación biomédica.

   5.e. Creación de grupos de análisis y discusión interdisciplinarios.

1.7. Delimitación del Estudio

El presente estudio está delimitado a la Caja Costarricense del Seguro Social (CCSS) específicamente para aplicación en el Hospital San Juan de Dios (HSJD) a partir del año 2016.

1.8. Estrategia de Investigación

La estrategia de investigación consiste en la revisión documental de las Normas de Atención Prenatal de la CCSS, de los registros de Morbimortalidad Perinatal del HSJD, de los protocolos de manejo nacionales e internacionales de Patología Fetal y de la revisión de campo del manejo interinstitucional del Feto Paciente en la actualidad.

1.9. Tipo de Investigación

En un primer paso, se planteará un estudio de prefactibilidad acerca de la creación de una Unidad de Medicina Fetal en un hospital del sistema de salud costarricense, entendiéndose por estudio de prefactibilidad como un estudio de viabilidad del proyecto (ver *Marco Teórico*).

1.10. Fuente de Información

La fuente de información para este trabajo es de fuentes primarias locales y externas.

1.11. Métodos y Técnicas de Investigación

1. Evaluación de la atención prenatal en los diferentes niveles de atención en salud que se brinda en el país para así poder integrar a la misma un manejo completo del feto como paciente.

   Técnica, Revisión Documental Normas Atención Prenatal CCSS

2. Análisis de las principales causas de morbimortalidad fetal que afecten a corto, mediano o a largo plazo la salud de ese nueve ser.

   Técnica, Revisión Documental Morbimortalidad Perinatal HSJD

3. Diseño de un proyecto tendiente a la creación de un Centro de Terapia Fetal que involucre cuando se requiera la promoción, prevención, tratamiento y seguimiento de la salud del niño no nacido.

   Técnica, Revisión Campo Manejo Interinstitucional Feto Paciente

4. Elaboración de un plan complementario nacional de manejo de la patología fetal durante la gestación.

   Técnica, Revisión Documental Protocolos Manejo Nacionales

5. Resolución de problemas fetales médicos y quirúrgicos a nivel intrauterino mediante la aplicación de técnicas novedosas de tratamiento fetal.

   Técnica, Revisión Documental Protocolos Manejo Internacionales

1.12. Alcances y Limitaciones

El alcance del proyecto es la inclusión integral de la etapa fetal en el sistema nacional de salud con miras a la promoción y prevención de la salud del feto en desarrollo y, potencialmente susceptible de ser influenciado positivamente antes de nacer.

Sin embargo, la limitación más importante que tenemos en nuestro medio para este propósito es la falta de una red consolidada entre los diferentes centros de salud a nivel nacional que permitan tratar y seguir a los casos a nivel prenatal como posnatal.

CAPITULO II
MARCO TEORICO

CAPITULO II

2. Marco Teórico

2.1. Generalidades de la Medicina Fetal

La Obstetricia es una especialidad médica que trata del estudio de todo lo referente al embarazo en el ser humano y de la cual, se deriva la Medicina Materno Fetal, subespecialidad que estudia el embarazo de alto riesgo, de donde se desprende además, la Medicina Fetal, rama especializada en el diagnóstico y tratamiento del feto como paciente.

La preeclampsia, trastorno hipertensivo asociado al embarazo, parto y posparto, es un problema común a todas las anteriores, que junto con la prematuridad, la cual ocurre cuando se da el nacimiento de un feto antes de su madurez estructural y funcional, constituyen los principales síndromes obstétricos de interés clínico a nivel mundial.

Para tratar de disminuir lo anterior, se hacen necesarios protocolos médicos, que son un conjunto de procedimientos estandarizados ante una determinada situación de salud común, y, para lo cual, es imprescindible conocer la fisiopatología de estas enfermedades, estudiando los mecanismos de producción de estos trastornos.

Una herramienta sumamente útil en la predicción de la preeclampsia y la prematuridad es la ecografía por ejemplo, procedimiento de diagnóstico médico que emplea las ondas de ultrasonido para crear imágenes en un monitor. Específicamente, una variante la misma, el Eco-Doppler, variedad que visualiza gráficamente la velocidad de la sangre en un monitor, es sumamente útil en el estudio de la preeclampsia y, por ende, útil en el estudio del binomio madre-feto, colaboración simbiótica entre estos dos durante el periodo de gestación.

La interpretación clásica del pensamiento crítico[2] puede reconstruir en forma material el concepto del "feto paciente" en forma integral en una Unidad de Medicina Fetal.

El análisis de lo anterior contribuye a señalar las relaciones directas e indirectas entre los elementos que conforman la situación problemática, facilitando en nuestro caso la correlación de los factores internos y externos que inciden sobre un feto en gestación.

En cuanto a la evaluación del concepto, ésta se puede aplicar para determinar si las conjeturas que se están planteando en la situación mencionada poseen un alto grado de credibilidad o si por el contrario no la poseen, tratando de demostrar con nuestro proyecto y basados siempre en evidencia científica que la promoción y prevención en salud inician antes de nacer.

Al referirse a la destreza de la inferencia se señalan y se puntualizan los datos claves con el fin de poder cuestionar lo que se expone y así tener la capacidad de proponer opciones y/o arrojar conclusiones distintas a las que se pensaba inicialmente, siendo esta nueva disciplina en Medicina Fetal un ejemplo claro de ello al proponer un esquema distinto en salud que versa sobre la vigilancia prenatal como predictor de salud futura y además, introducir el otro concepto también importante de la "ventana de oportunidad" durante el embarazo.

La explicación ulterior debe partir del punto de que existe un entendimiento global de los diversos aspectos que se relacionan en el estudio del feto, como por ejemplo la neurosonografía y ecocardiografía fetal, para así junto con otras disciplinas como la genética y patología poder determinar conclusiones y recomendaciones acertadas según cada caso en particular.

Ahora bien hoy en día, y más puntualmente la Obstetricia como Especialidad, ha ido incursionando de la mano con los avances tecnológicos y la gran cantidad de conocimiento científico que se genera desde prácticamente todas partes del mundo, en áreas hasta determinado momento poco conocidas o poco desarrolladas[4]. Es así como la Obstetricia, puramente clínica en sus albores, se diferencia inicialmente en *Perinatología*, enfatizando de esta forma el manejo del binomio madre-feto (sobretodo desde la segunda mitad del embarazo hasta el primer mes de vida del lactante), pero desde entonces apoyada con la introducción de la ecografía a inicios de los años 80, herramienta tecnológica que llegó a revolucionar el control prenatal básicamente con la detección de patología fetal que no se detectaba hasta el nacimiento muchas veces[5], y ahora, con la definición de grupos de riesgo específicos para ciertas patologías maternas (Eco-Doppler)[4]. El conocimiento y las enseñanzas generadas, hace replantear así esta subárea de la Obstetricia y es entonces que se amplía el estudio de la madre y del feto hasta conformar la *Medicina Materno Fetal* como Subespecialidad[6].

Lo anterior ha llevado inevitablemente a un cambio de filosofía en el manejo del embarazo, y a medida que se conocen más los mecanismos y procesos implicados en una gestación normal como patológica, se hace necesario por parte de los Servicios de Obstetricia de los Hospitales alrededor del mundo de conformar *Clínicas Monográficas* específicas que optimizan esta atención y no menos importante, permiten el registro de sucesos y variables con miras a la asistencia, docencia, investigación y gestión de mejoras para esta población.

Avances en biología molecular, ultrasonido de alta resolución, acceso a la circulación fetal, terapia fetal, manejo de la embarazada críticamente enferma, entre otros muchos, son muestras importantes de los avances más preponderantes de la Medicina Materno Fetal en los últimos 15 años[6].

Todo lo anterior se conjuga hoy en día en un enfoque multidisciplinar y multivariable, que nos es otra cosa que la participación de equipos de expertos en áreas médicas tan diversas como perinatología, neonatología, cardiología pediátrica, cirugía pediátrica, radiología pediátrica, genética, patología, psiquiatría, entre las más relevantes, que plantean la otra frontera de la medicina materno fetal, la *Fetología o Medicina Fetal*, apoyada en la implementación de abordajes y terapias desarrollados como una consecuencia natural del mejor entendimiento de la fisiopatología intrauterina[7-13].

2.2. Principios de Teoría de Proyectos[14]

Un proyecto se puede describir como un modelo o plan que, si se le asigna determinado monto de capital y se le proporciona insumos de varios tipos, podrá producir un bien o servicio, útil al ser humano o a la sociedad en general.

De tal manera, que un proyecto independientemente de su definición, es la búsqueda de una solución inteligente al planteamiento de un problema, la utilización de recursos ociosos disponibles y resolver entre muchas, una necesidad humana.

De esta forma, pueden haber diferentes tipos de proyectos, inversiones de diversos montos, tecnologías y metodologías con varios enfoques, pero todas ellas destinadas a resolver la necesidad del ser humano en todas sus facetas, como educación, alimentación, salud, ambiente, cultura, etc.

2.3. Definición de Proyecto[14]

Es una tarea innovadora, que involucra un conjunto ordenado de antecedentes, estudios y actividades planificadas y relacionadas entre sí, que requiere la decisión sobre el uso de recursos, que apuntan a alcanzar objetivos definidos, efectuada en un cierto período, en una zona geográfica delimitada y para un grupo de beneficiarios, solucionando problemas, mejorando una situación o satisfaciendo una necesidad y de esta manera contribuir a los objetivos de desarrollo de un país.

2.4. Ciclo de Vida[14]

Cada sistema dinámico tiene siempre un ciclo de vida. Cualquiera que sea su naturaleza, durante su vida cumple determinadas fases en que cada una tiene una finalidad distinta pero complementaria, el proyecto por ser un sistema dinámico también tiene un ciclo de vida.

En los ciclos de vida hay que distinguir entre los que se denomina ciclo de vida del producto o sistema entendido como el período útil para su venta o permanencia en el mercado y el ciclo de vida de un proyecto.

En el ciclo de vida de un proyecto independientemente de la forma en que se conceptualice y de su naturaleza, es posible identificar cuatro fases o etapas sucesivas, las cuales se llaman:

- preinversión,
- promoción, negociación y financiamiento,
- inversión o ejecución, y
- operación o funcionamiento.

Sin embargo, y dependiendo de la naturaleza y magnitud del proyecto en estas fases puede existir una interfase, el diseño definitivo. Esta interfase, se da después de la promoción, negociación y financiamiento y previo a la ejecución (Anexo N° 2).

Así pues estas fases que conforman el ciclo de los proyectos plantean importantes consideraciones tanto económicas, presupuestarias y de requerimientos de insumos y materias primas, que las diferencian; sin embargo, se evidencia que los productos de algunas fases se convierten en insumos para otras y así sucesivamente.

Esta visión integral del proyecto le permite al director del sistema del programa de inversiones coordinar los diversos esfuerzos institucionales. También, al introducir la variable tiempo en el sistema, se puede destacar la vinculación que existe entre los gastos corrientes o de funcionamiento de "hoy", la inversión de "ayer" y la preinversión de "anteayer".

2.5. Etapa de Preinversión[14]

Se le conoce también con el nombre de:

- Fase de planificación del proyecto
- Fase de estudios
- Fase de elaboración del proyecto

En esta etapa se realizan todos los estudios y estimaciones tendientes a determinar la factibilidad y viabilidad de los proyectos. Consiste en identificar los proyectos, formularlos, evaluarlos y seleccionar los más rentables desde el punto de vista del mercado, técnico, financiero, económico, social y ambiental. Es la fase en que se dan todos los elementos necesarios y suficientes para la toma de decisiones referidas al futuro del proyecto.

Esta fase la podemos analizar de manera sistémica, al igual que las otras fases del proyecto, se dan los tres elementos importantes del enfoque sistémico: insumos, procesos y productos. Para su realización se requiere de insumos importantes como: la existencia de un problema, metodologías para formular y evaluar proyectos, recursos humanos capacitados y otros; estos insumos, sometidos a un proceso obtienen productos: documentos de proyectos que pueden estar a cuatro niveles diferentes, identificación, perfil, prefactibilidad y factibilidad.

En la preinversión, se dan cuatro sub-procesos denominados niveles, cuya visión secuencia! es a saber:

- identificación del proyecto

- perfil

- prefactibilidad

- factibilidad

Son diferentes niveles de profundidad y análisis en la solución del problema y dependen de la naturaleza y magnitud del proyecto. Sin embargo, para que un proyecto deba ejecutarse convenientemente debe de llegar como mínimo a su nivel de perfil y no necesariamente a prefactibilidad o factibilidad.

2.6. Niveles de Estudios[14]

Figura 1

Fases de Preinversión

El ciclo de vida de un proyecto, Ramón Rosales

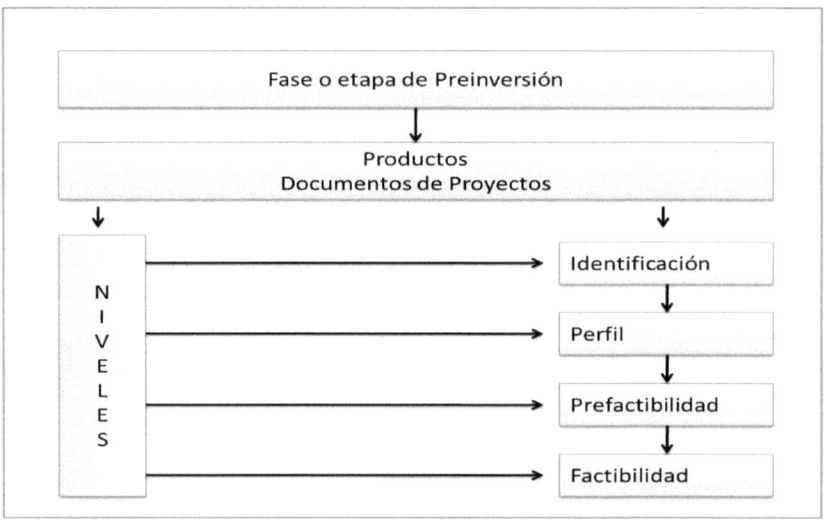

El estudio de prefactibilidad comprende todos los aspectos relacionados con la negociación de los recursos necesarios para realizar el proyecto, en especial, los financieros, así como las acciones para promocionar y divulgar el proyecto ante las autoridades y entidades vinculadas al mismo y que en alguna medida son responsables y deben brindar las aprobaciones correspondientes para hacer una realidad el proyecto. El resultado básico de esta fase es la viabilidad del proyecto y la aprobación del financiamiento.

2.7. Estudio Mercado[14]

El propósito de analizar el contexto del mercado donde actuará un proyecto es dar una idea al dueño del proyecto o a la institución que realizará la inversión sobre el posible comportamiento de las variables y su grado de incertidumbre o riesgo que correrá nuestro producto (bienes o servicios) al ser puesto en el mercado. Esto requiere comprobar la existencia de una necesidad insatisfecha; establecer la cantidad de bienes o servicios provenientes del posible proyecto y que la comunidad estaría dispuesta a adquirir a determinados precios o tarifas, e identificar los medios por los cuales la oferta (productores) y la demanda (usuarios) logran contactarse.

Un estudio de mercado debe facilitar la toma de decisiones, verificar las verdaderas potencialidades existentes en el mercado y reducir los riesgos ligados al proyecto, por lo tanto, sus objetivos principales dependen de las características, naturaleza y magnitud del proyecto que se esté formulando y evaluando, pero, independientemente del proyecto pueden determinarse los siguientes objetivos:

- Detectar y medir la necesidad actual y futura de un bien o servicio, y las posibilidades del proyecto de satisfacer total o parcialmente esa necesidad mediante la colocación de diversas cantidades del producto.
- Cuantificar el número de individuos, empresas u otras entidades económicas, que dada ciertas condiciones, presentan una demanda que justifica la puesta

en marcha de un determinado programa de producción de bienes o servicios, en un cierto periodo.

- Estimar los precios o tarifas a los que serán vendidos u ofrecidos los bienes o servicios producidos por el proyecto y que rendirá la rentabilidad adecuada (financiera o económica) tanto a los productores como a otros participantes en el sistema de distribución y comercialización.
- Determinar los canales a través de los cuales se comercializará la producción del proyecto, así como las funciones a cumplir en este proceso.
- Estructurar un plan de venta (plan de prestación del servicio, para proyectos eminentemente sociales) de los bienes o servicios que se producirán con el proyecto.

Para lograr los propósitos en un estudio de mercado, es necesario seguir una metodología, la cual dependerá en cada situación específica de la naturaleza del proyecto y de varios factores que pudieran afectar la secuencia y profundidad de análisis de sus distintos componentes. Entre los factores claves que incidirán en la planificación del estudio se encuentran los siguientes:

• Nivel de información previo disponible sobre el mercado.
• Existencia de productos o sustitutos en el mercado.
• Ubicación geográfica del mercado: local, nacional, regional, internacional.

En general, el estudio deberá organizarse en una etapa de análisis preliminar y luego otra más detallada.

2.8. Estudio Técnico[14]

El estudio técnico permite analizar y proponer las diferentes opciones tecnológicas para producir el bien o servicio que se requiere, verificando la factibilidad técnica de cada una de ellas. El análisis identificará los equipos, maquinarias e instalaciones necesarias para el proyecto, y por lo tanto, los costos de inversión y capital de trabajo requeridos, así como los costos de operación.

La elaboración del estudio técnico para un proyecto implica analizar variables relacionadas a los aspectos de tamaño, localización, tecnología, ingeniería, aspectos administrativos, costos de inversión y operación y aspectos legales.

2.9. Evaluación Financiera[14]

La evaluación financiera es un estudio que nos permite determinar el grado de rentabilidad de los proyectos y con base en esta información tomar la mejor decisión entre las diferentes alternativas de inversión.

Para realizar la evaluación financiera, es necesario definir un modelo apropiado que nos permita poder incorporar la mayor cantidad de variables que pueden afectar el resultado de la decisión.

Las principales variables a considerar, son las inversiones, los costos de producción, el escudo fiscal tales como la depreciación y amortización de intangibles, impuestos sobre la renta, gastos financieros, gastos de venta, ingresos, valores de rescate, el costo de oportunidad, inflación y devaluación, todo esto dentro de un escenario realizable en un periodo de tiempo llamado horizonte de evaluación.

2.10. Evaluación Social[14]

La evaluación social o económica-social de un proyecto consiste en realizar una comparación entre los recursos que se estiman puedan ser utilizados por el proyecto y los resultados esperados del mismo, con el propósito de determinar si dicho proyecto se adecúa o no a los fines u objetivos perseguidos y permita la mejor asignación de los recursos de la sociedad.

En ese sentido, la evaluación social busca identificar el aporte de un proyecto al bienestar económico nacional, es decir, medir la contribución de éste al cumplimiento de múltiples objetivos socioeconómicos nacionales, como son el crecimiento del producto nacional, la generación de empleo y la producción o el ahorro de divisas, para determinar si se justifica éste, teniendo en cuenta los usos alternativos que pueden tener los mismos recursos.

Esta evaluación de un proyecto, permite incorporar criterios de beneficio social e impacto a nivel macroeconómico del país. Para los países subdesarrollados es de suma importancia que el proyecto no solamente sea rentable desde un punto de vista financiero, sino que presente aportes significativos para la sociedad y el país.

Ciertos proyectos de interés social no cumplen con la rentabilidad financiera mínima pero son básicos para solventar necesidades de grupos marginados y mantener un equilibrio social adecuado. La evaluación económica social permite efectuar una priorización de alternativas de proyectos de acuerdo a su valor social.

CAPITULO III
MARCO REFERENCIAL

CAPITULO III

3. Marco Referencial[15]

3.1. Antecedentes Históricos del Hospital San Juan de Dios

El Hospital San Juan de Dios fue fundado en 1845 y se abrieron sus puertas por primera vez en 1855, cuando se terminó la construcción de su planta física. En esa época atendió gran cantidad de heridos provenientes de la guerra contra los filibusteros. En 1861 se cerró debido al marcado deterioro en sus instalaciones. El 8 de marzo de 1864 se abre nuevamente al público. Esta institución siempre ha sido considerada como el hospital del pueblo (desde su fundación), pues muchos de los vecinos colaboraron con donaciones y materiales para que se terminara la obra.

Ya para fines del siglo XIX empezaron a crearse nuevos salones y se inició un cambio en el orden científico y administrativo. De hecho, al periodo de 1898 a 1935 se le conoce como la época de transformación, por la cantidad de avances a nivel científico que se llevaron a cabo. La modernización se inició a partir de 1910 con la llegada a la superintendencia del Dr. José María Soto Alfaro.

En 1956 el hospital sufre un gran cambio a nivel administrativo con la llegada del señor Alfonso Figueroa Gómez a la Administración. Anteriormente las actividades administrativas recaían en la Dirección del hospital. En esta época se empezaron a dar importantes cambios en los servicios de apoyo.

Para 1977, el hospital es trasladado de la Junta de Protección Social a la Caja Costarricense del Seguro Social y con ello se incorpora al sistema de Seguridad Social. Fue declarado INSTITUCIÓN BENEMÉRITA por el Congreso de la República el 24 de octubre de 1989 según Ley Número 7136, por ser una Institución centenaria, por sus grandes logros en la medicina y por el prestigio que ha ganado a través de los años, dentro y fuera del país, incluyendo hoy día.

Al año 2009 el Hospital posee un liderazgo en la atención integral de la salud y es catalogado como Hospital Nacional General de Tercer Nivel de Atención, el cual brinda atención en salud a la población mayor de 12 años correspondiente al área de atracción, la cual según los datos del año 2008 correspondía a 869.949 personas y se distribuía en 644.946 personas del área directa y 225.003 del área indirecta. Para el año 2009 se estimó un incremento en la cobertura para una población total de 887.106 personas.

El Servicio de Obstetricia forma parte de los servicios más antiguos del Hospital, y pasa junto a los Servicios de Ginecología y Neonatología a formar parte de la Sección de Ginecología – Obstetricia y Neonatología desde 1977.

Dentro de los hechos principales del Servicio de Obstetricia se pueden citar la creación en 1983 de la Sala de Alto Riesgo, para el manejo diferenciado de las pacientes con complicaciones obstétricas, médicas y quirúrgicas durante el embarazo. Posteriormente en el año de 1987 se crea la Unidad de Perinatología, con el objetivo de implementar el diagnóstico ultrasonográfico y la asesoría del bienestar fetal con la utilización de diferentes tecnologías como el estudio cardiotocográfico y el ultrasonido obstétrico.

Por último, otro de los aspectos importantes fue la creación de la Consulta de Prenatales de Adolescentes, para brindarles atención con un grupo de apoyo multidisciplinario a las pacientes adolescentes, la cual se establece en el año de 1993.

3.2. Ubicación Geográfica del Servicio de Obstetricia y Unidad de Perinatología

El Servicio de Obstetricia se encuentra ubicado dentro del Hospital San Juan de Dios. La Unidad de Perinatología es parte sustancial del Servicio de Obstetricia.

3.3. Estructura Organizativa del Hospital San Juan de Dios

Figura 2

Estructura Organizativa

HSJD, CCSS

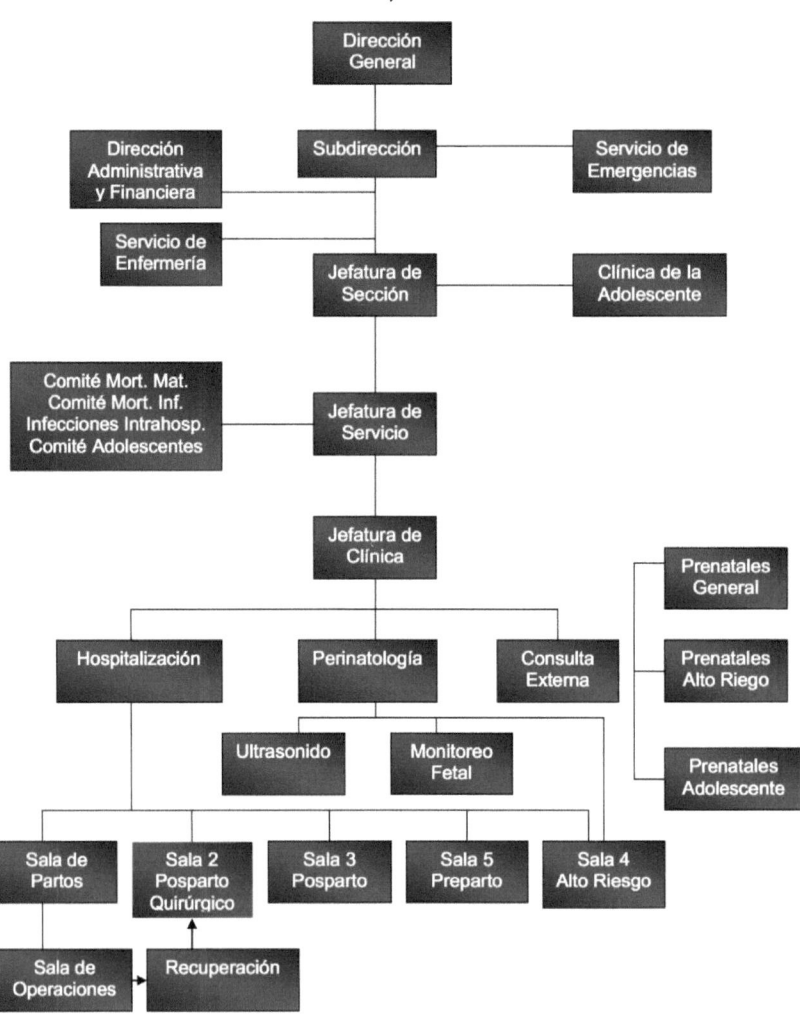

3.4. Normativa del Servicio de Obstetricia

El Servicio de Obstetricia tiene como pilar fundamental la atención a las mujeres durante el embarazo, la labor, el parto y el puerperio inmediato. Para cumplir con esta tarea son varias las actividades que se deben ejecutar, y diferentes los niveles que se involucran en su consecución.

De igual manera el Servicio de Obstetricia tiene como función la atención de la patología obstétrica de alto riesgo de las pacientes del área de atención de referencia, por lo que atiende patología de alta complejidad y está preparado para brindar atención con resolutividad congruente.

De una manera práctica, en la planificación del Servicio, se establecen las principales actividades que se realizan, las cuales se pueden dividir en los siguientes procesos:

1. Atención en la Consulta de Prenatales.

2. Atención en Hospitalización.

3. Atención de la labor de parto y el parto.

4. Atención en la Unidad de Perinatología.

3.5. Misión

"Brindar atención integral en salud en Alto Riesgo Obstétrico, a las mujeres gestantes y sus productos, durante el embarazo, el parto y el puerperio; con calidad, calidez y eficiencia; ofreciendo servicios especializados con capacidad resolutiva de patología de alta complejidad, basada en talento humano altamente capacitado y tecnología de última generación."

3.6. Visión

"Ser un Servicio líder en la atención especializada en Alto Riesgo Obstétrico, con la debida implementación de las técnicas modernas de atención prenatal y el parto, con el objetivo de disminuir la morbi-mortalidad perinatal y la morbi-mortalidad materna."

3.7. Procesos de la Unidad de Perinatología

Cuadro 1
Procesos de la Unidad de Perinatología
Servicio de Obstetricia del HSJD

Proceso	Atención en la Unidad de Perinatología
Componentes	Presta servicios de atención en obstetricia de alto riesgo brindados por especialistas en Medicina Materno – Fetal (Perinatología). Se distribuye en las siguientes áreas: 1. Atención y manejo de la Sala 4 de Alto Riesgo 2. Realización de estudios de Ultrasonido 3. Realización de los monitoreos fetales 4. Realización de las interconsultas del Servicio
Número de casos atendidos por año	9000 US 9000 Monitoreos
Nivel de satisfacción promedio de los pacientes atendidos	Alto
Eficacia promedio de la atención dada	100 %
Tiempo total de espera del paciente, en promedio por caso	1 mes
Seguimiento del impacto de la atención médica dada al paciente	Reportes de Ultrasonido adecuadamente confeccionadas

CAPITULO IV
ESTUDIO PREFACTIBILIDAD

CAPITULO IV

4. Estudio de Prefactibilidad[14]

4.1. Ficha Técnica

Nombre del Proyecto:	
Estudio de Prefactibilidad para la Creación de la Unidad de Medicina Fetal en el Hospital San Juan de Dios como Propuesta de Innovación de la Medicina Materno Fetal en Costa Rica	
Institución Dueña:	
Servicio de Obstetricia, Hospital San Juan de Dios Caja Costarricense del Seguro Social, Costa Rica	
Monto Inversión Inicial:	
₡55.030.000 millones	
Fuente Financiamiento:	
Presupuesto Anual del Hospital San Juan de Dios Caja Costarricense del Seguro Social	
Tipo Proyecto:	
Estudio de Preinversión a nivel de Proyecto de Prefactibilidad	

4.2. Identificación

4.2.1. Antecedentes

De 1 a 2 de cada 100 fetos presentará algún tipo de problema durante su vida en el útero materno. Muchos de estos problemas son leves pero, lamentablemente otros son graves y pueden comprometer la supervivencia fetal o la calidad de vida después del nacimiento. El beneficio del diagnóstico prenatal en la detección de los problemas fetales es actualmente indudable, sea cual sea la gravedad de éstos. Un manejo adecuado a cada caso de acuerdo con el conocimiento más actualizado permite mejorar notablemente los resultados para una amplia gama de enfermedades fetales leves o graves. Por otra parte, para algunas enfermedades existen intervenciones prenatales que pueden salvar la vida del feto o mejorar su futura calidad de vida notablemente. En casos para los que no existe tratamiento, también es esencial realizar un diagnóstico preciso de las causas del problema, que será esencial para planificar futuros embarazos. Hace 30 años el feto prácticamente no existía en medicina. La introducción del ultrasonido o ecografía y la consiguiente visualización del feto durante el embarazo a finales de los 70 supuso una verdadera revolución a dos niveles. A nivel médico permitió diagnosticar en vida fetal problemas que sólo se conocían en el recién nacido, y a nivel de los progenitores permitió un reconocimiento del feto como persona. La combinación de estos dos factores resultó en un nuevo concepto del feto como paciente, y con él nació lo que conocemos hoy en día como Medicina Fetal, derivada de la Subespecialidad en Medicina Materno Fetal, que a su vez es rama de Especialidad en Ginecología y Obstetricia. Rápidamente se hizo evidente que algunos de estos problemas podrían ser tratados en el útero. A la capacidad de tratar al feto se la denominó terapia fetal, y el concepto de tratar al feto pasó en poco tiempo a formar parte indisoluble de la propia Medicina Fetal.

Por otro lado no existe ninguna organización privada, gubernamental o pública que ofrezca este modelo en Costa Rica o en Centroamérica hasta ahora, sin embargo, sí se cuenta con experiencia en este campo en varios países de Latinoamérica como México, Colombia, Chile, Argentina, Venezuela y Brasil, y, por supuesto se tiene también experiencia en ello como es de esperar en Estados Unidos e Europa como pioneros de la Medicina Fetal[4,7].

4.2.2. Definición del Problema

El feto es un ser vivo con necesidades propias y cuyo proceso de gestación puede ser influenciado por diferentes factores, tanto internos como externos, resultando en efectos positivos como negativos que repercutirán en su desarrollo y maduración, no sólo durante el embarazo sino durante toda la vida de ese individuo y predeterminando así, su propensión a enfermarse o a desarrollarse plenamente. En pocas palabras, la salud empieza antes de nacer y amerita atención especializada y tratamiento oportuno en caso necesario.

4.2.3. Alternativas

Las siguientes son propuestas de mejoras para Costa Rica en el ámbito perinatal, siempre enfocadas en una optimización del servicio que se brinda y sin olvidar la calidad imprescindible en cada profesional involucrado que engrana un sistema equilibrado por la capacitación y ética necesarias[7], para así poder ofrecer tanto a la madre como al feto (concepto del feto como paciente), una evaluación integral en todos sus sentidos[9]:

a) Organización del recurso humano y tecnológico a nivel hospitalario alrededor de pacientes de alto riesgo o con potencial de complicaciones perinatales claras.

b) Capacitación interdisciplinar en casos necesarios para mejorar protocolos asistenciales o dar a conocer nuevos abordajes respaldados científicamente.

c) Monitorización interna y/o externa para adecuar y pormenorizar los elementos apropiados para un nuevo enfoque.

d) Implementación de nuevas modalidades diagnósticas y/o terapéuticas siempre respaldadas por el rigor científico pertinente.

e) Establecimiento de Clínicas Monográficas de atención del embarazo enfocadas en las principales áreas de interés perinatal.

f) Incorporación de una base de datos adaptada al ámbito obstétrico que permita registrar las pacientes con sus resultados al parto y posparto.

g) Intercambio académico con otros Centros o Universidades a nivel nacional como internacional para mantener un nivel de actualización continua.

4.2.4. Selección de Alternativa

La mejor alternativa en esta propuesta es la organización del recurso humano y tecnológico a nivel hospitalario alrededor de pacientes de alto riesgo o con potencial de complicaciones perinatales claras en un Centro de Medicina Fetal.

4.2.5. Objetivos

4.2.5.1. Objetivo de Desarrollo

Contribuir a mejorar las condiciones de salud del feto, mediante la intervención preventiva de enfermedades en esta población, que hasta el momento no está siendo valorada por no haber nacido aún.

4.2.5.2. Objetivo de Operación

Brindar el servicio de terapia fetal a una embarazada por mes que así lo requiera según su condición y referida al HSJD por parte de los centros de atención que correspondan de la Caja Costarricense del Seguro Social y con un costo por intervención de ¢2.500.000 colones.

4.2.5.3. Objetivo de Ejecución

Realizar el diseño, el equipamiento, la logística e implementación de un centro especializado para la atención del feto como paciente en el HSJD, a 1 año plazo y con un costo de inversión inicial de 250 millones colones, con la consecuente elaboración de protocolos y promoción a las madres respectivas.

4.2.6. Beneficiarios

Embarazadas de alto riesgo al momento del diagnóstico y/o con diagnóstico de embarazo entre las 11 semanas y 13 semanas y 6 días de edad gestacional calculada a partir de la fecha de la última menstruación o proyectado con un ultrasonido obstétrico temprano y del área de atracción del Hospital San Juan de Dios.

4.2.7. Justificación

En Costa Rica la Medicina Fetal es un campo completamente nuevo de la Medicina siendo ésta la primera iniciativa para su desarrollo a nivel de la Región Centroamericana. Por lo tanto, éste es un proyecto pionero con una iniciativa tendiente a informar y a desarrollar esta nueva rama científica.

4.2.8. Recursos Necesarios

Ya hemos mencionado la importancia de la ecografía como herramienta en el día a día del quehacer moderno en la Obstetricia, y ejemplos claros de ello son su reciente incorporación al tamizaje de pacientes con riesgo a desarrollar preeclampsia temprana (menor de 34 semanas) aunado a la historia clínica y a otros parámetros médicos, de acuerdo a publicaciones recientes de la Fetal Medicine Foundation, entidad inglesa liderada por el reconocido Profesor Kypros Nicolaides[12,13]; además de su utilización en la predicción del parto pretérmino. Pero así como los datos demuestran la utilidad de estas nuevas medidas aplicadas a la clínica, se hace imprescindible una serie de elementos que propicien un cambio positivo en nuestro entorno para que con ello se implemente la creación de una Unidad de Medicina Fetal como propuesta de innovación de la Medicina Materno Fetal en Costa Rica, y éstos elementos son recursos humanos, recursos económicos y recursos tecnológicos.

4.2.9. Relación Local

La relación del proyecto con la política de atención durante el embarazo a nivel local es la inclusión integral de la etapa fetal en el sistema de salud con miras a la promoción y prevención de la salud del feto en desarrollo y, potencialmente susceptible de ser influenciado positivamente antes de nacer.

4.3. Estudio Mercado

4.3.1. Definición de Bienes o Servicios

En la actualidad, la necesidad de disponer de Unidades de Medicina Fetal de calidad es ya una demanda social. La valoración y percepción del feto como una persona hace que los padres con un problema fetal esperen una atención como la que se haría con un adulto, con un especialista que conozca este tipo de problemas y que los guíe a través de los diferentes pasos necesarios. Lo anterior se logra en centros de referencia con unidades o áreas de medicina fetal, ausentes en la actualidad en nuestro medio, con la experiencia y la estructura adecuada para la consecución de los siguientes servicios, complementando con este cambio la gestión del actual control prenatal:

1. Tamizaje Genético del Primer Trimestre del Embarazo entre semana 11-14, dirigido a la detección temprana de trastornos genéticos.
2. Exploración Morfológica Fetal entre semana 18 y 24 de embarazo, dirigido a la detección de anomalías anatómicas fetales.
3. Tamizaje de Crecimiento Fetal a partir de la semana 32 de embarazo, dirigido a la pesquisa de trastornos de crecimiento intrauterinos.
4. Predicción de Riesgo en Primer Trimestre de Embarazo para Preeclampsia y Prematuridad, enfocado en la detección del riesgo temprano para el desarrollo posterior de preeclampsia y/o parto prematuro mediante la combinación de variables biofísicas y bioquímicas de la madre y el feto.
5. Procedimientos especiales como amniocentesis, cordocentesis, vesicocentesis, fetoscopía, enfocados en la obtención de muestras fetales y/o de líquido amniótico para el diagnóstico de diferentes trastornos del feto.
6. Manejo y Seguimiento Médico y Quirúrgico de Patología Intrauterina Fetal, enfocado en el tratamiento de la patología intrauterina específica.
7. Asesoramiento Interdisciplinar e Interhospitalario en Medicina Fetal, orientado a la discusión en grupos de pares de los casos médicos que así lo ameriten.

4.3.2. Caracterización de Clientes o Beneficiarios

Embarazadas entre las 11 y 13 semanas y 6 días de edad gestacional calculada a partir de la fecha de la última menstruación o proyectado con un ultrasonido obstétrico temprano y/o con los siguientes factores de riesgo:

Antecedentes sociales, mujeres menores de 15 años y mayores de 40 años, mujeres con índice de masa corporal alterado (menor a 19 o mayor a 30) o con una talla baja (menos de 140 cm), que la paciente viva lejos del centro de salud, un embarazo no controlado o con mal seguimiento, o que la madre tenga adicciones (alcohol, tabaco, drogas).

Antecedentes obstétricos previos desfavorables, abortos a repetición (más de dos), pérdidas fetales en embarazos previos, malformaciones o anomalías congénitas del feto, restricción del crecimiento intrauterino, parto prematuro.

Antecedentes médicos, enfermedades crónicas como hipertensión arterial, cardiopatías, alteraciones del metabolismo (diabetes, hipotiroidismo o hipertiroidismo, obesidad), trastornos de la coagulación sanguínea, enfermedades renales, enfermedades inmunitarias, trastornos mentales, cáncer, pacientes con trasplantes de órganos, enfermedades de transmisión sexual y otras infecciones, enfermedades endémicas (propias de algunas etnias), o anomalías del aparato reproductor.

Patología en el embarazo actual, preeclampsia y eclampsia, gestaciones múltiples gemelares monocoriales, placenta previa, ruptura prematura de membranas, amenaza de parto prematuro, diabetes gestacional, trastornos de crecimiento fetal, colestasis gravídica, malformaciones fetales, alteraciones del líquido amniótico, infecciones materno-fetales durante el embarazo o incompatibilidad Rh.

4.3.3. Estimación de la Demanda

De acuerdo a registros del *Servicio de Obstetricia del Hospital San Juan de Dios*, el número de nacimientos por año a partir del 2010 y hasta el 2014 es consecutivamente de 5874, 5374, 5445, 5051, 5096.

Tomando este registro como base y proyectando un promedio de 5368 nacimientos por año por 0,02 (2%) y consecutivamente hasta el año 2020 de demanda potencial de los embarazos que requerirán valoración por la Unidad de Medicina Fetal, la demanda estimada del año 2016 al 2020 sería de 109, 111, 113, 116, 118 embarazadas promedio.

Gráfico 1

Embarazos para Estudio por Unidad Medicina Fetal 2016-2020

Servicio Obstetricia, HSJD

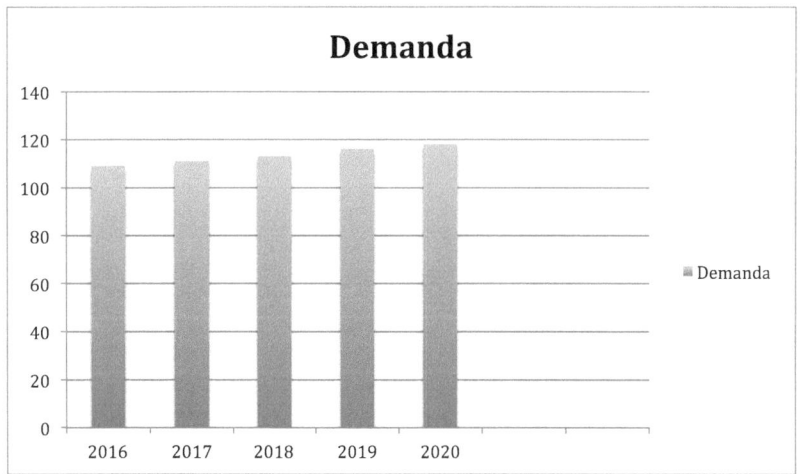

Es importante recalcar que aunque la cantidad total de nacimientos tiende a disminuir según el INEC, la tasa bruta de natalidad por 1000 habitantes se mantuvo en 15 para el año 2014, lo que se hace necesario a tomar en cuenta para la demanda.

4.3.4. Estimación de la Oferta

No existe como apuntamos ninguna organización gubernamental o pública que ofrezca estos servicios hasta ahora en Costa Rica o en Centroamérica, sin embargo, sí se cuenta con experiencia en este campo en varios países de Latinoamérica como México, Colombia, Chile, Argentina, Venezuela y Brasil, además de experiencia en ello en USA y Europa *(ver Marco Metodológico).*

Si consideramos que en este momento sólo se cuenta con un especialista en medicina fetal en el HSJD, y analizando su disponibilidad de tiempo laboral, durante un año se cuenta con una disponibilidad real de servicio de 220 días laborales, teniendo cada consulta una duración promedio de 20 minutos *(ver Marco Referencial).* Por otro lado, la capacidad actual de atención en consulta en la Unidad de Perinatología es de 24 pacientes en 8 horas, lo que corresponde a 5.280 pacientes durante el año[15]. De éstos, aproximadamente un 10% requerirán un abordaje especial, y de este porcentaje, 1 a 2% (100 en nuestro medio) requerirán valoración por Medicina Fetal[4], en algunos casos (10-20% de estos últimos) con la posibilidad de necesitar terapia fetal específica y hasta ahora sin una oferta real en el país en este rubro.

4.3.5. Estrategias de Promoción

En la actualidad, la necesidad de disponer de Unidades de Medicina Fetal de calidad es ya una demanda social. La valoración y percepción del feto como una persona hace que los padres con un problema fetal esperen una atención como la que se haría con un adulto, con un especialista que conozca este tipo de problemas, y que los guíe además a través de los diferentes pasos necesarios. Este objetivo no siempre es fácil, ya que la Medicina Fetal requiere en ocasiones de alta tecnología y por otra parte se trata de enfermedades muy poco comunes en algunos casos. Para dar respuesta a esta necesidad, se proponen las siguientes actividades complementarias:

1. Educación a médicos generales y especialistas.
2. Definición de protocolos de manejo según patología más frecuente.

3. Difusión a redes de apoyo y de adscripción del Hospital.
4. Promoción en redes sociales y medios de comunicación masiva.
5. Participación constante en actividades de educación médica continua.
6. Publicación de casos índice de terapéutica fetal en revistas médicas.
7. Docencia especializada a grupos específicos de médicos relacionados.

4.4. Estudio Técnico

4.4.1. Tamaño

Se puede definir en función de la capacidad de prestación del servicio en 1411 pacientes por año, tomando como base el *XX Informe de la Nación* del cual se extrae un total de 70550 nacimientos en el país para el año 2013 (94% atendidos CCSS) y asumiendo un 2% de estos embarazos como embarazos de alto riesgo.

4.4.2. Localización

Macrolocalización
A nivel de la región centroamericana el proyecto se localiza para ser desarrollado en la República de Costa Rica.

Microlocalización
En Costa Rica, el proyecto se localiza en la provincia de San José y específicamente en la Unidad de Perinatología del Servicio de Obstetricia del HSJD (mínima vulnerabilidad), centro de atención en salud de tercer nivel de la CCSS, con facilidad de acceso desde todos los puntos del país y disponibilidad también de servicios especializados del Hospital Nacional de Niños.

Imagen 1
Puerta de Médicos
HSJD, CCSS

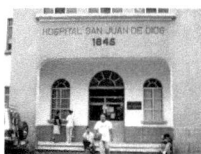

4.4.3. Tecnología

La adecuada a los objetivos del proyecto, la población y condiciones locales. No es tecnología de punta, ni obsoleta, sino más bien desarrollada para los fines del proyecto.

4.4.3.1. Proceso de Prestación de Servicios

Etapa 1: Captación de embarazada de alto riesgo por nivel; en esta etapa se derivan de los centros de salud de primer y segundo nivel adscritos al hospital los casos que los trabajadores de salud crean pertinentes.

Etapa 2: Tamizaje ecográfico en primer o segundo trimestre para definir riesgo; la captación en una etapa temprana del embarazo nos permitirá definir aún más riesgos y posibles intervenciones intrauterinas.

Etapa 3: Control y seguimiento especializado de cada caso en específico; de acuerdo a lo anterior se evolucionarán los pacientes según su patología específica.

Etapa 4: Abordaje integral multidisciplinario y multinodal; retomando el enfoque actual de la medicina se evaluarán las embarazadas por un equipo multidisciplinario de personas con técnicas y procedimientos diversos de ser necesario.

Etapa 5: Asesoramiento post embarazo reproductivo y de futuros riesgos; como etapa final y manteniendo el enfoque integral del binomio madre-hijo se implementará un abordaje post embarazo para dar asesoría en cuanto a riesgo reproductivo y seguimiento especializado de requerirse.

Diagrama 1

Procesos Unidad Medicina Fetal

HSJD, CCSS

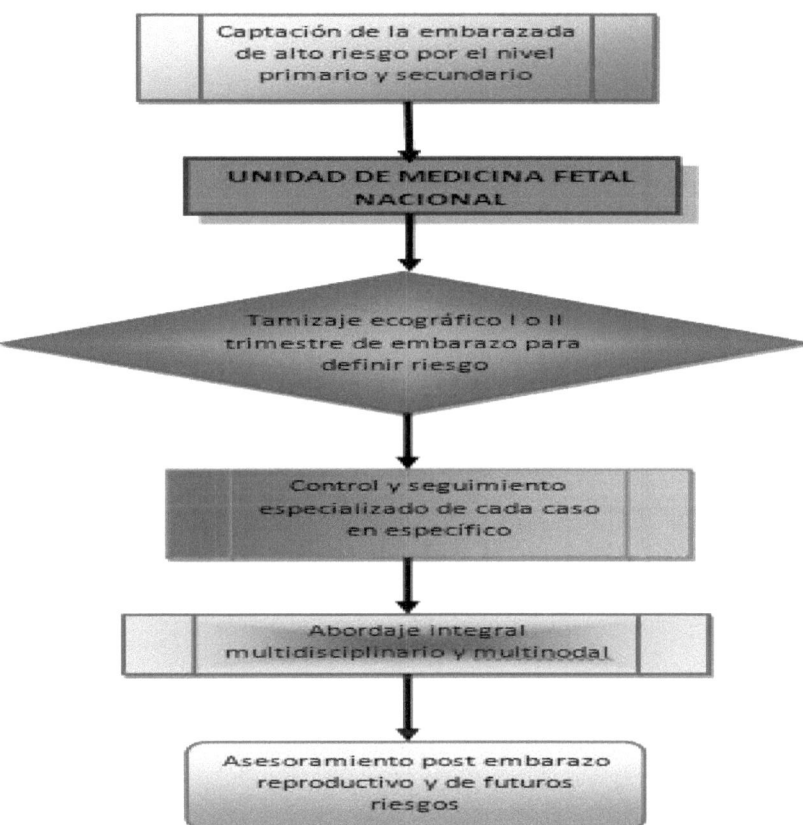

4.4.3.2. Requerimientos del Proceso

La dinámica de una Unidad de Medicina Fetal va a estar determinada por un equipo interdisciplinario conformado por un Médico Especialista en Medicina Fetal como líder con la tecnología propuesta y capacitando personal afín permanentemente, lo cual generará además los protocolos de actuación clínica para las patologías fetales más comunes con los insumos necesarios para ello (ver *Tabla 1* y *Tabla 2*):

- Personal sanitario (5 médicos al menos) y de apoyo (1 enfermera y 1 secretaria) para realizar un adecuado seguimiento a la embarazada y a su hijo(s) y registrar apropiadamente los datos obtenidos
- Tanto para la atención inmediata como para la sostenibilidad del modelo propuesto se requiere de un flujo constante de activos de orden público y/o privado
- Es indispensable la adquisición de sistemas informáticos (ViewPoint for OB/GYN®) así como de computadoras en red (iMac®) en los sitios de mayor afluencia de pacientes

4.4.4. Ingeniería

4.4.4.1. Especificaciones de las obras

La infraestructura que se va a utilizar es la pertinente, complementada a su vez con cambios puntuales: adaptación de computadoras e implementos para estudio y manejo fetal especial de requerirse y acondicionamiento y seguimiento oportuno en el tamizaje prenatal de preeclampsia y parto pretérmino.

4.4.4.2. Especificaciones de los equipos

Las especificaciones de los equipos son las adecuadas a los objetivos del proyecto, la población y condiciones locales, en esencia, tecnología desarrollada para los fines del proyecto (algunos ya parte del Servicio de Obstetricia):

1. Ultrasonido Voluson GE 730 mínimo con tecnología Doppler/3D-4D
2. Agujas de punción espinal #20 y shunts "pigtail" para uso fetal
3. Fetoscopios de primero y segundo trimestre Karl Storz
4. Fuente Láser Diodo o Nd YAG
5. Pinzas bipolares Storz e introductores endoscópicos Cook

4.4.5. Costos

4.4.5.1. Inversión

El total anual general del costo de inversión inicial para el proyecto es de *55.030.000* colones, que incluye lo siguiente (ver *Tabla 1*):

Costos fijos: un escritorio, una silla, una computadora, una impresora, una pinza de biopsia corial, un fetoscopio de primero y uno de segundo trimestre con ópticas y accesorios respectivos, un equipo láser.

Costos diferidos: una patente internacional correspondiente a programa informático para utilizar con el proyecto para intercambio de información.

4.4.5.2. Operación

El costo por operación anual del proyecto para los próximos 5 años es de *199.800.000* colones e incluye lo siguiente (ver *Tabla 2*):

Costos de producción: papelería de oficina y de impresora térmica, tintas para oficina y para ultrasonido, papel toalla, gel para ultrasonido, fundas de ultrasonido vaginal, agujas espinales-accesorios fetales, introductores endoscópicos.

Costos de administración: salarios de 5 especialistas en medicina fetal y/o materno-fetal, además de salarios de secretaria y de enfermera obstetra.

4.5. Evaluación Financiera

4.5.1. Programa de Inversión (ver *Costos Anuales*)

El programa de inversión en este marco es de tipo público y en relación con un proyecto de previabilidad de *mejoramiento* de la Unidad de Perinatología como parte del Servicio de Obstetricia del Hospital San Juan de Dios.

La inversión propiamente se realizará en la adquisición inicial del equipo médico-logístico y mobiliario de oficina necesario para la prestación de los servicios ofertados con los insumos descritos para ello (también se negociará el pago de salarios a todo el personal involucrado en el proyecto). El tiempo necesario para la inversión y desarrollo de la Unidad de Medicina Fetal será de 1 año plazo.

4.5.2. Fuentes de Financiamiento (ver *Ingresos o Sostenibilidad*)

La fuente de financiamiento se obtendrá a través del Servicio de Obstetricia del Hospital San Juan de Dios y perteneciente a la Caja Costarricense del Seguro Social según su presupuesto anual.

4.5.3. Costos Anuales (ver *Estudio Técnico*)

4.5.3.1. Costos de Inversión Anual: Fijos & Diferidos

Los costos de inversión se refieren a los recursos que requiere el proyecto para su funcionamiento en un inicio y así subsecuentemente.

Según su naturaleza, como se han descrito con anterioridad, contamos con los siguientes costos:

- costos fijos o tangibles, que son aquéllos relacionados con los activos a utilizar
- costos diferidos o intangibles, referente a la patente del programa informático a utilizar con el proyecto

Tabla 1

Costo Inversión Anual Colones

Proyecto Unidad Medicina Fetal HSJD

CONCEPTO	INICIAL
Escritorio	100,000
Silla	30,000
Computadora	500,000
Impresora	250,000
Pinza	150,000
Paquete Fetoscopios	9,000,000
Láser	40,000,000
Patente	5,000,000
TOTAL	**55,030,000**

4.5.3.2. Costos de Operación Anual: Producción & Administración

Los costos de operación se relacionan con lo siguiente:

- costos de los consumibles periódicos
- costos de los servicios por el personal

Tabla 2

Costo Operación Anual Colones

Proyecto Unidad Medicina Fetal HSJD

CONCEPTO	MENSUAL	ANUAL
Médicos	12,500,000	150,000,000
Enfermera	1,250,000	15,000,000
Secretaria	400,000	4,800,000
Consumibles	2,500,000	30,000,000
TOTAL	**16,650,000**	**199,800,000**

4.5.4. Ingresos o Sostenibilidad

Los ingresos para la Unidad de Medicina Fetal provendrían básicamente del aporte que realiza actualmente la CCSS al HSJD en pagos de ultrasonidos ginecoobstétricos y monitoreos fetales a la Unidad de Perinatología.

Lo anterior incluye el mantenimiento preventivo y correctivo de los equipos y corresponde anualmente según la estadística mensual de la Unidad de Perinatología en aproximadamente 420.000.000 millones de colones, con un promedio de 1750 estudios mensuales a un precio de 20.000 colones cada uno, acorde con datos suministrados por la oficina de Validación de Derechos del HSJD.

4.5.5. Flujo de Caja

Con los datos suministrados y realizando el flujo de caja para la Unidad de Medicina Fetal en el periodo 2016-2020, resulta una tasa interna de retorno mayor al costo de oportunidad, lo que refleja un proyecto financieramente rentable y además con un valor social relevante *(ver Evaluación Social)*.

A su vez, el *Valor Actual Neto* para el periodo citado en nuestro caso es mayor a 0, lo cual indica que el proyecto se puede aceptar o lo que es lo mismo, es viable.

A continuación se presenta en detalle el flujo de caja para el proyecto propuesto en colones:

Matriz 1

Flujo de Caja Colones, Unidad Medicina Fetal HSJD, 2016-2020

Fuente, Proyecto Unidad Medicina Fetal, HSJD

Concepto	2015	2016	2017	2018	2019	2019
Inversiones	55030000	-	-	-	-	-
Ingresos	-	420000000	420000000	420000000	420000000	420000000
Costo Total	-	199800000	199800000	199800000	199800000	199800000
Costo Producción	-	30000000	30000000	30000000	30000000	30000000
Costo Administración	-	169800000	169800000	169800000	169800000	169800000
Costo Venta	-	-	-	-	-	-
Utilidad Antes de Impuesto	-	-	-	-	-	-
Impuesto Renta del 10%	-	-	-	-	-	-
Valor Rescate	-	-	-	-	-	-
Flujo Neto	-55030000	20400000	20400000	20400000	20400000	20400000

GANANCIA TOTAL	81600000		
GANANCIA NETA	**46970000**	PAGO DEL COSTO DEL DINERO	24667950
COSTO DE OPORTUNIDAD	10,00%		
VALOR ACTUAL NETO	**22302050**		
TIR	**24,85%**		

4.5.6. Indicadores Financieros (ver *Matriz 1*)

El costo anual equivalente (*Valor Actual Neto*0,26*) y la relación costo/efectividad (*Costo Anual Equivalente/10*) por feto atendido para este proyecto serían correspondientemente de *5.798.533* y *579.853* colones.

4.6. Evaluación Social

La importancia de este proyecto es complementar de esta forma el abordaje en la atención prenatal, que es de interés institucional, debido a su repercusión sobre la mortalidad infantil y sobre las eventuales complicaciones del producto de la concepción, a mediano y a largo plazo.

El aporte primordial en el bienestar económico social costarricense es la mejora en la salud de nuestros niños con la disminución en las secuelas sobre la capacidad neurológica y cardiovascular principalmente, que impedirían la adecuada integración de estos individuos a la sociedad con el consiguiente desperdicio de recursos en la generación de riqueza, y más bien el recargo de estas personas por entes del Estado incidiendo directamente en el equilibrio social.

4.6.1. Beneficios Sociales

- Disminución de hasta 1 millón de colones por cada día de prematuro evitado.
- Regulación de la mortalidad y secuelas graves en población neonatal.
- Fortalecimiento de las instituciones ejecutoras con un plan pionero de salud.
- Mejoramiento de la economía del país al disminuir discapacidades.
- Detección temprana de preeclampsia y de prematuridad.

4.6.2. Costos Sociales

- Capacitación supraespecializada necesaria.
- Instrumentación y equipo especializado requerido.
- Facilidades logísticas y recurso humano de soporte permanente.
- Requerimiento de valoración por especialidades y subespecialidades médicas.
- Encarecimiento de costo de consulta por paciente.

4.6.2. Matriz Marco Lógico

Matriz 2
Marco Lógico
Unidad Medicina Fetal HSJD

Objetivos de Desarrollo, Operación, Ejecución & Actividades	Indicador	Verificación	Supuestos
Contribuir a mejorar las condiciones de salud del feto, mediante la intervención preventiva de enfermedades en esta población, que hasta el momento no está siendo valorada por no haber nacido aún	Porcentaje de patología fetal en la población diana	Evaluación Externa	La patología fetal es un problema de salud que debe ser diagnosticado y tratado oportunamente
Brindar el servicio de terapia fetal a embarazadas de alto riesgo que así lo necesiten, referidas pertinentemente al Hospital San Juan de Dios, por parte de los centros de atención que correspondan de la Caja Costarricense del Seguro Social	Porcentaje de patología fetal del grupo anterior tributaria de terapia	Evaluación Interna	La patología fetal tratable salva o cambia positivamente el pronóstico de ese feto
Realizar el diseño, el equipamiento, la logística e implementación de un centro especializado para la atención del feto como paciente en el Hospital San Juan de Dios con la consecuente elaboración de protocolos y promoción de la salud a las madres respectivas	Porcentaje de embarazadas cuyos fetos se someten a estudio especial en un centro afín	Evaluación Interna	La salud inicia antes del nacimiento y como tal debe ser estudiada desde sus albores
Evaluar la atención prenatal en los diferentes niveles de atención en salud que se brinda en el país para así poder integrar a la misma un manejo completo del feto como paciente

Realizar un estudio de demanda social para poder cuantificar la problemática de las necesidades

Elaborar el estudio técnico del centro de medicina fetal que permita configurar la capacidad técnica necesaria para su implementación

Realizar un estudio financiero y social que permita conocer la factibilidad real del centro

Proponer un plan complementario nacional de manejo de la patología fetal durante la gestación | Porcentaje de disminución en internamientos y/o mortalidad del recién nacido como también de secuelas de tipo neurológico y/o cardiovascular por un equipo integral de profesionales para tal fin | Evaluación Externa | La actuación oportuna por un equipo integral en el cuidado prenatal mejorará la salud a corto, a mediano y a largo plazo |

4.7. Aspectos Administrativos

4.7.1. Organización para la Ejecución

Creación de Unidad de Medicina Fetal en el HSJD con equipo conformado por Médico Especialista en Medicina Fetal como líder y con Ultrasonido Voluson E6 o superior como mínimo capacitando personal afín en Pasantía reconocida por el Centro Nacional de Desarrollo e Investigación en Salud y Seguridad Social (CENDEISSS) y la cual generará los protocolos de actuación clínica para las patologías fetales más comunes.

4.7.2. Organización para la Operación

La organización de la Unidad de Medicina Fetal se establece con la designación de un Director Experto en Medicina Fetal ayudado de Asistentes Médicos Especialistas en Medicina Materno Fetal, todos los cuales son supervisados por un Jefe Médico Jefe de Servicio de Obstetricia, quien además, refuerza la Unidad con Médicos Especialistas y Residentes en el área afín que colaboran además en actividades investigativas.

4.7.3. Cronograma de Gantt

No.	Actividades	Tiempo (meses)											
		1	2	3	4	5	6	7	8	9	10	11	12
1	Captación de embarazada de alto riesgo por nivel primario y secundario.	x	x	x									
2	Tamizaje ecográfico en primer o segundo trimestre de embarazo para definir riesgo.	x	x	x	x	x	x						
3	Control y seguimiento especializado de cada caso en específico.	x	x	x	x	x	x	x	x	x			
4	Abordaje integral multidisciplinario y multimodal.	x	x	x	x	x	x	x	x	x	x	x	x
5	Asesoramiento post embarazo reproductivo y de futuros riesgos.	x	x	x	x	x	x	x	x	x	x	x	x

4.7.4. Aspectos Legales

Desde el punto de vista legal, se velará por el cumplimiento de la Ley General de Salud, del Código Interno de Trabajo de la Caja Costarricense del Seguro Social, del Código de Ética Médica del Colegio de Médicos y Cirujanos de la República de Costa Rica y de la Constitución Política del país.

CAPITULO V
CONCLUSIONES
RECOMENDACIONES

CAPITULO V

5. Conclusiones & Recomendaciones

5.1. Conclusiones

- La valoración y percepción del feto como una persona hace que los padres con un problema fetal esperen una atención como la que se haría con un adulto, con un especialista que conozca este tipo de problemas y que los guíe a través de los diferentes pasos necesarios.

- Para dar respuesta a esta necesidad, deberían existir centros de referencia con unidades o áreas de medicina fetal, que cuenten con la experiencia y la estructura adecuada.

- Es fundamental garantizar de esta forma la atención integral y el apoyo a los progenitores a través de un personal sanitario formado para tal efecto.

- Además, es esencial individualizar cada problema fetal para establecer de forma precisa el pronóstico y el tratamiento más adecuados.

- Lo anterior ha llevado inevitablemente a un cambio de filosofía en el manejo del embarazo, y a medida que se conocen más los mecanismos y procesos implicados en una gestación normal como anormal, se hace necesario de medidas que optimicen y reevalúen esta atención y permitan también el registro de sucesos y variables con miras a la asistencia, docencia, investigación y gestión de mejoras para esta población.

- Se propone por ende un esquema distinto en atención en salud que versa sobre la vigilancia prenatal como predictor de salud futura y además se introduce el concepto de la "ventana de oportunidad" durante el embarazo.

- El aporte así del proyecto en el bienestar económico social costarricense es la mejora en la salud de nuestros niños con la disminución en las secuelas sobre la capacidad neurológica y cardiovascular entre las más relevantes.

5.2. Recomendaciones

- Organización del recurso humano y tecnológico a nivel hospitalario alrededor de pacientes de alto riesgo o con potencial de complicaciones perinatales claras.
- Capacitación interdisciplinar en casos necesarios para mejorar protocolos asistenciales o dar a conocer nuevos abordajes respaldados científicamente.
- Monitorización interna y/o externa para adecuar y pormenorizar los elementos apropiados para un nuevo enfoque de manejo.
- Implementación de nuevas modalidades diagnósticas y/o terapéuticas siempre respaldadas por el rigor científico pertinente.
- Establecimiento de Clínicas Monográficas de atención del embarazo enfocadas en las principales áreas de interés perinatal.
- Incorporación de una base de datos adaptada al ámbito obstétrico que permita registrar las pacientes con sus resultados al parto y posparto.
- Intercambio académico con otros Centros o Universidades a nivel nacional como internacional para mantener un nivel de actualización continua.

BIBLIOGRAFIA

1. Taxonomy of Educational Objectives. (1956). The Classification of Educational Goals. Recuperado de: https://www.google.co.cr/?gws_rd=ssl - q=taxonomia+de+bloom

2. María Cecilia Bernat de la Rosa. (2007). Ensayo: Pensamiento Crítico ¿Qué y por qué es importante?. Recuperado de: http://www.eduteka.org/PensamientoCriticoFacione.php.2007

3. Metodología de la Investigación. (2010). Blog: Técnicas de la Investigación. Recuperado de: https://metodologia02.blogspot.com/p/tecnicas-de-la-investigacion.html

4. Gratacos, Eduard et al. (2007). Capítulo 1, *Medicina Fetal*. España: Segunda Edición

5. Smith-Jones. (2006). Capítulo 1, *Patrones Reconocibles de Malformaciones Humanas*. España: Nueva Edición

6. Creasy-Resnik. (2014). Capítulo 16, *Maternal Fetal Medicine*. España: Cuarta Edición

7. Bianchi D., Crombleholme T., D'Alton M. et al. (2010). Capítulo 4-5, *Fetology*. USA: Segunda Edición

8. Gratacos, Eduard. (2002). Capítulo 3, *Terapia Fetal*. España: Nueva Edición

9. Cabero Ll., Sánchez M.A. (2013). Capítulo 1, *Protocolos de Medicina Materno Fetal*. España: Cuarta Edición

10. Gilbert W.M., Nesbitt T.S., Danielsen B. (2007). The cost of prematurity: quantification by gestational age and birth weight. *Obstet Gynecol,102*:488-92

11. Frintner M.P., Cull W.L. (2007). Pediatric training and career intentions", *J Pediatr, 151*:440-6

12. Celik E. et al. (2008). CL and obstetric history predict spontaneous PTB: development and validation of a model to provide individualized assesment. *Ultrasound Obstet Gynecol, 31*:549-54

13. Onwudiwe N. (2008). Prediction of pre-eclampsia by a combination of maternal history, uterine artery Doppler and mean arterial pressure. *Ultrasound Obstet Gynecol, 32*:877-83

14. Rosales, Ramón. (1999). El ciclo de vida de un proyecto (Formulación y Evaluación de Proyectos). Recuperado del sitio en internet del Instituto Centroamericano de Administración Pública, XXIII Maestría Gerencia Salud: http://www.icap.ac.cr/campus/course/view.php?id=186

15. Coto, G.M. & Mora, J.A. (2010). Análisis de la eficiencia del proceso de Consulta Externa de Prenatales del Hospital San Juan de Dios, en el trimestre de agosto a octubre, 2010 (Tésis de Maestría). *Instituto Centroamericano de Administración Pública - ICAP*, San José - Costa Rica

ANEXOS

Anexo N° 1

Actividades Cumplimiento Objetivos
Unidad Medicina Fetal
HSJD
CCSS

1.	Evaluar la atención prenatal en los diferentes niveles de atención en salud que se brinda en el país para así poder integrar a la misma un manejo completo del feto como paciente.
	1.a. Evaluación de normas de atención prenatal nacionales. 1.b. Definición de protocolos de manejo según patología. 1.c. Educación a médicos generales y especialistas. 1.d. Difusión a redes de apoyo y de adscripción del Hospital. 1.e. Participación en actividades de educación médica continua.
2.	Analizar las principales causas de morbimortalidad fetal que afectan a corto, mediano o a largo plazo la salud de ese nueve ser.
	2.a. Análisis de las causas de óbitos fetales en un centro de salud de tercer nivel. 2.b. Revisión de las principales malformaciones fetales que se presentan en ese centro. 2.c. Estudio de las anomalías genéticas de mayor frecuencia en un hospital de referencia. 2.d. Investigar la patología neonatal más prevalente en una Unidad de Cuidados Neonatales de un hospital central. 2.e. Corroborar la patología quirúrgica derivada al Hospital Nacional de Niños del hospital de referencia.
3.	Diseñar un proyecto tendiente a la creación de un Centro de Terapia Fetal que involucre cuando se requiera la promoción, prevención, tratamiento y seguimiento de la salud del niño no nacido.
	3.a. Creación de la Unidad Nacional de Medicina Fetal. 3.b. Captación y derivación de la embarazada de alto riesgo por nivel primario y secundario. 3.c. Tamizaje ecográfico en primer y/o segundo trimestre de embarazo para definir riesgo. 3.d. Control y seguimiento especializado de cada caso en particular. 3.e. Asesoramiento post embarazo reproductivo y de futuros riesgos.
4.	Elaborar un plan complementario nacional de manejo de la patología fetal durante la gestación.
	4.a. Abordaje integral multidisciplinario y multinodal. 4.b. Resolución de la patología fetal específica. 4.c. Docencia especializada a grupos médicos. 4.d. Contrareferencia de abordaje especializado y plan de seguimiento. 4.e. Promoción en redes sociales y medios masivos.
5.	Resolver problemas fetales médicos y quirúrgicos a nivel intrauterino ayudado de la captación temprana y oportuna por el primer nivel.
	5.a. Entrenamiento médico dirigido a nivel nacional e internacional. 5.b. Capacitación a personal de apoyo en abordaje fetal. 5.c. Publicación de casos índice de terapia especial. 5.d. Alianza con centros internacionales para investigación biomédica. 5.e. Creación de grupos de análisis y discusión interdisciplinarios.

Anexo Nº 2

Ciclo Vida Proyecto

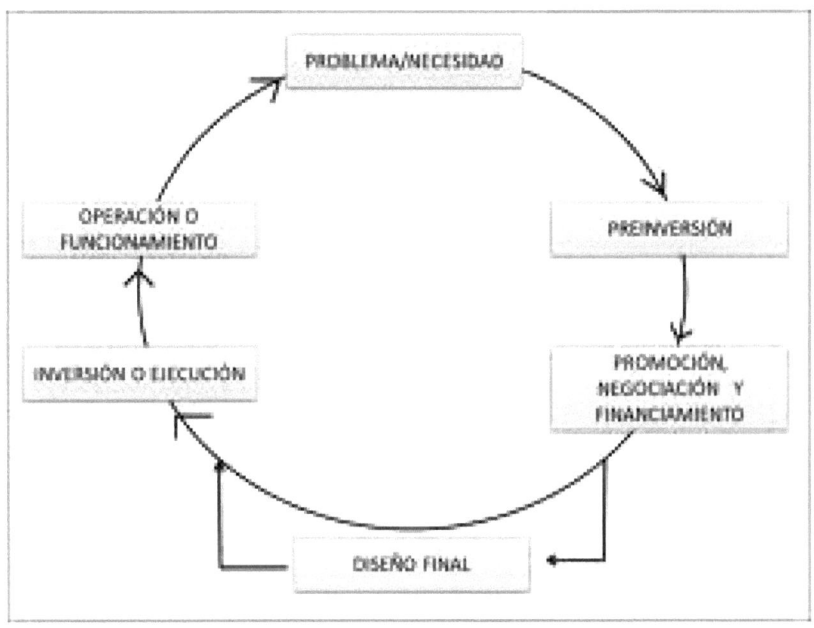

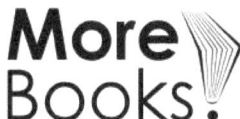
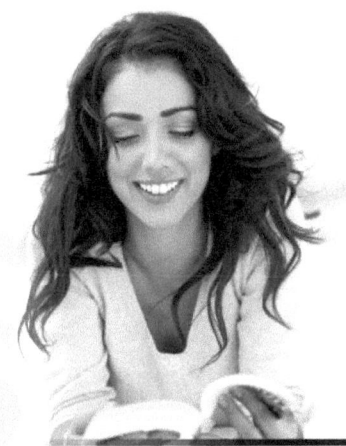

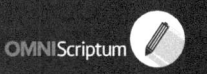

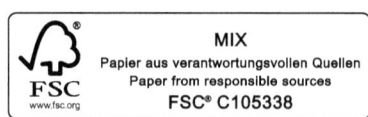